FORMES CLINIQUES ET PATHOGÉNIE

DE LA

FIÈVRE HYSTÉRIQUE

PAR

Le Docteur CHAUVEAU

Ancien externe des Hôpitaux de Paris

———

PARIS

G. STEINHEIL, ÉDITEUR

2, RUE CASIMIR-DELAVIGNE, 2

1888

FORMES CLINIQUES ET PATHOGÉNIE

DE LA

FIÈVRE HYSTÉRIQUE

IMPRIMERIE LEMALE ET Cⁱᵉ, HAVRE

FORMES CLINIQUES ET PATHOGÉNIE

DE LA

FIÈVRE HYSTÉRIQUE

PAR

Le Docteur CHAUVEAU

Ancien externe des Hôpitaux de Paris

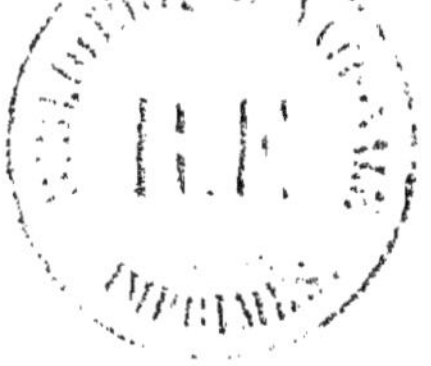

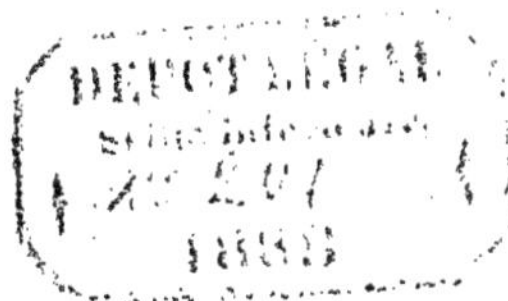

PARIS

G. STEINHEIL, ÉDITEUR

2, RUE CASIMIR-DELAVIGNE, 2

1888

DE LA

FIÈVRE HYSTÉRIQUE

AVANT-PROPOS

Pendant le cours de notre année d'externat dans le service de notre cher maître M. le professeur Proust, nous avons eu l'occasion d'observer un malade qui présentait tous les signes d'une des formes de cet état morbide que quelques auteurs ont décrit sous le nom de fièvre hystérique. Il s'agissait d'un jeune homme qui arrivait à l'hôpital avec toute l'apparence d'une fièvre grave, qu'il était cependant impossible de rapporter à une infection déterminée ou à une lésion organique cliniquement appréciable. Le jour même de son entrée, l'interne du service, M. Besançon, se basant sur l'attitude spéciale du malade, et sur la constatation de quelques stigmates névropathiques, porta, à notre surprise, le diagnostic de *fièvre hystérique*.

L'évolution des accidents vint justifier ce diagnostic. En effet, quelques jours après, la fièvre cessa et le malade, qui offrait au début un état en apparence fort grave, revint brusquement à la plus parfaite santé. Nous pûmes reconnaitre alors que cet homme était un hystérique avéré, et nous apprimes que les accidents fébriles avaient succédé à une série d'attaques convulsives.

Ce fait n'est point unique, et des observations analogues ont été publiées, il y a déjà bien longtemps. L'analyse de tous ces faits permet de constater que les phénomènes fébriles au cours de l'hystérie, affectent des formes absolument diverses. C'est ainsi qu'on a pu décrire des formes lentes, des formes aiguës, des formes intermittentes, d'autres encore simulant le rhumatisme cérébral ou la méningite. Mais si ces variétés cliniques sont nettement établies, si les auteurs s'accordent à les considérer comme des modalités différentes de ce même état pathologique auquel on a donné le nom de *fièvre hystérique*, en revanche il existe la plus grande divergence d'opinions en ce qui concerne la pathogénie de cet état. Les uns veulent y voir une fièvre essentielle, indépendante de toute autre cause, ayant en elle-même sa raison d'être. D'autres, au contraire, la considèrent uniquement comme une réaction nerveuse exagérée, provoquée chez un hystérique par un état pathologique banal, et souvent assez léger pour passer inaperçu. Aussi, en choisissant la fièvre hystérique comme sujet de notre thèse inaugurale, nous nous sommes proposé, non seulement de décrire les divers types qu'elle peut affecter, mais surtout d'en déterminer la nature, à l'aide des travaux récents sur la physiologie pathologique de la fièvre, et sur l'existence des centres thermogènes.

Avant d'aborder cette étude, je tiens à rendre hommage à mes maîtres dans les hôpitaux et à les remercier de la bienveillance qu'ils m'ont toujours témoignée pendant le cours de mes études médicales.

Que MM. A. Gombault, Lailler, Berger, Gérard-Marchant, Barié, reçoivent le faible témoignage de ma gratitude.

Je ne saurais exprimer trop de reconnaissance à M. Blachez qui, non seulement m'a enseigné les maladies de l'enfance, mais qui, de plus, m'a donné ses soins avec le plus grand dévouement au cours de la diphthérie que j'avais contractée durant mon année d'externat à l'hospice des Enfants-Assistés.

Je remercie tout particulièrement M. le Professeur Proust de l'intérêt qu'il m'a porté et dont il m'a donné fréquemment la preuve pendant l'année que j'ai passée en qualité d'externe dans son service. Je lui exprime toute ma reconnaissance pour avoir bien voulu m'en donner un nouveau témoignage en acceptant la présidence de cette thèse.

CHAPITRE PREMIER

HISTORIQUE

On serait fort embarrassé de trouver dans nos traités classiques de pathologie une description de la fièvre hystérique ; c'est à peine si quelques auteurs indiquent la possibilité de son existence. Cependant, il y a déjà très longtemps que des accès fébriles dans le cours de l'hystérie ont été signalés. Baillou, Rivière, Morgagni, Pusat, Pomme, ont attiré l'attention sur des faits de ce genre.

Malheureusement ces observations remontent à un temps où la fièvre était peu connue au point de vue physiologique, où la simple accélération du pouls suffisait à la caractériser. Briquet, à une époque plus proche de nous, est tombé dans une erreur analogue. Aussi les cas cités par ces auteurs perdent-ils beaucoup de leur valeur, surtout maintenant que l'on sait que la fréquence du pouls sans élévation thermique est très fréquente dans l'hystérie.

C'est Pomme qui, le premier, a essayé de faire de la fièvre hystérique une entité morbide qu'il décrit dans un traité des affections vaporeuses, sous le nom de *fièvre spasmodique*. A peine créée, cette opinion trouve un adversaire dans la personne de Broussais qui cherchant à détruire partout l'essentialité des fièvres, met celle qu'on observe dans le cours de l'hystérie sur le compte de l'inflammation de l'utérus et de l'ovaire.

Chomel, lui aussi, cherche la cause organique, mais il la localise à l'estomac, et pour lui, la cause première c'est la dyspepsie. Beau partage cette idée et parlant de faits analogues qu'il a observés, il les rapporte à des commotions morales et à de grandes fatigues physiques, et, rapprochant cet état de celui de la fièvre typhoïde, il l'appelle *fausse dothiénentérie*.

Landouzy, dans son traité de l'hystérie, attribue cet appareil fébrile soit aux convulsions, soit à la phthisie au début.

Voici comment Grisolle s'exprime à cet égard : « Lorsqu'il y a de la fièvre, dit-il, on doit soupçonner que celle-ci est la cause symptomatique, et en rechercher la cause organique. »

En revanche, la fièvre hystérique a trouvé des défenseurs dont Briquet fut le plus ardent. Voici comment cet auteur classe les faits qu'il a puisés dans son observation personnelle :

Dans la première catégorie il range les phénomènes fébriles caractérisés par la simple accélération du pouls.

Dans la seconde, ceux où il y a accélération du pouls et chaleur, sans autres phénomènes.

Dans la dernière, on trouve de plus de la céphalalgie, de la soif, de l'anorexie, du brisement des membres.

Les quatre observations rapportées par Bertholle, viennent confirmer les idées de Briquet.

Plus récemment Huchard, dans le *Traité des névroses d'Axenfeld* admit les manifestations fébriles de l'hystérie dont il reconnait trois formes : une forme lente, une forme aiguë et une forme périodique.

Gagey et Briand, ont, en ces derniers temps, repris la défense de la fièvre hystérique.

Pinard, au contraire, dans sa thèse inaugurale, arrive à conclure qu'elle est fort douteuse.

Enfin, il y a peu de temps, MM. Debove et Barié, ont présenté à la Société médicale des hôpitaux deux observations qui devraient faire cesser le doute sur l'existence de la fièvre hystérique.

Pour ne rien omettre nous devons signaler les observations communiquées par MM. Boissard, Chantemesse, Dalché, Reynaud, Macé, qui ont permis d'établir un nouveau type de la fièvre hystérique, la forme *pseudo-méningitique*.

Cet historique nous permet de constater que les plus grandes divergences n'ont cessé d'exister en ce qui concerne l'existence de la fièvre hystérique.

Examinons maintenant les diverses formes sous lesquelles peuvent se présenter ces accès fébriles.

CHAPITRE II

ÉTUDE CLINIQUE

Dans son traité des Névroses d'Axenfeld, M. Huchard, partisan des manifestations fébriles de l'hystérie, en décrit trois formes :

1° *Une forme lente*, caractérisée par un état hystérique irrégulier, par des accidents nerveux divers, et surtout par un contraste frappant entre la gravité apparente des symptômes et le faible degré de la température qui ne dépasse pas 38°, ou 38°,4.

2° *Une forme aiguë* consécutive le plus souvent à la suppression du flux cataménial, et ayant quelque ressemblance avec la dothiénentérie.

3° *Une forme périodique* quelquefois à type quotidien, le plus souvent à type tierce.

Cette manière de voir a été partagée par tous les auteurs qui croient à l'existence de la fièvre hystérique.

Cependant cette classification est défectueuse, d'abord

parce qu'elle tend à séparer des types qui le plus souvent sont réunis comme la forme lente et la forme intermittente ; de plus elle n'indique pas certaines formes qui ont une physionomie toute spéciale, je dirai même la plus caractéristique, à savoir les formes à type cérébral, formes sur lesquelles différents auteurs ont attiré l'attention, dont MM. Chantemesse et Dalché ont donné deux observations si remarquables, et dont tout dernièrement M. Macé a fait l'objet d'une thèse.

On peut les appeler formes pseudo-méningitiques.

Nous rangerons donc en deux catégories les différentes formes cliniques de la fièvre hystérique : forme lente et forme courte, celle-ci généralement aiguë, en faisant ressortir les variétés qui peuvent exister dans chacune d'elles.

FORME LENTE

La forme lente est souvent caractérisée par un état hystérique irrégulier, prolongé, entrecoupé d'accidents nerveux, et malgré la durée fort longue de cet état fébrile la nutrition générale ne paraît pas souffrir beaucoup, l'amaigrissement est presque insignifiant. Les phénomènes nerveux peuvent, à certains moments, prendre une intensité considérable, et comme l'a fait remarquer Gagey, le caractère le plus frappant dans ce cas, c'est la disproportion qui existe fréquemment entre la gravité des symptômes et la température qui n'excède pas 38° ou 39°. Ceci néanmoins n'est pas toujours vrai, et nous aurons l'occasion de montrer plus loin que souvent l'état pyrétique est bien plus accusé toutes les fois qu'il y a des phénomènes nerveux intenses.

Briquet s'est attaché à décrire cette forme; malheureusement dans le plus grand nombre des observations qu'il en donne, il ne parle pas de la température, il constate seulement l'accélération du pouls et une certaine sensation de chaleur à la peau.

Ces phénomènes sont insuffisants pour caractériser la fièvre, aussi ne prendrons nous comme exemples que des observations où il existe une élévation de température constatée, le thermomètre en main; car aujourd'hui il ne viendra à l'idée d'aucun clinicien de dire qu'un malade a de la fièvre parce qu'il a seulement un pouls accéléré. Cette accélération est le résultat d'un phénomène nerveux sur lequel nous aurons à revenir quand nous aborderons la pathogénie de ces hyperthermies hystériques. Pour l'instant contentons-nous de montrer sous quelle forme se présentent ces accès fébriles à longue durée.

L'observation que M. Debove a présenté, à la Société médicale des hôpitaux, réalise le type le plus parfait de cette forme lente; aussi n'hésitons-nous pas à la reproduire.

OBSERVATION I

DEBOVE. *Soc. méd. des hôp.*, 13 février 1885.

La malade dont je veux vous entretenir est une hystérique que je soigne d'une façon continue depuis cinq ans.

Elle est âgée de 24 ans, et a présenté dès l'âge de 7 ans les signes de la maladie nerveuse dont elle est atteinte. Elle a eu toutes sortes d'accidents hystériques, paralysies, contractures, grandes attaques, elle n'a pour ainsi dire pas un instant de répit ; elle est tantôt en proie à un accident, tantôt à un autre, et réduite à la condition la plus misérable par sa maladie *qui ne respecte pour ainsi dire aucun appareil.*

Je dois cependant noter qu'elle est très raisonnable, se rend parfaitement compte de sa situation, et qu'elle n'a jamais présenté de troubles graves de l'intelligence, excepté au moment de ses attaques.

Il y a 3 ans, elle fut prise d'un violent accès de fièvre, caractérisé par les trois stades de frisson, chaleur, sueur et qui dura plusieurs heures. Depuis cette époque, sa température a été prise régulièrement, presque jamais elle n'est descendue au dessous de 38°, et, à des moments tout à fait irréguliers, une ou deux fois par semaine, sont survenus des accès simulant plus ou moins exactement des accès de fièvre intermittente pendant lesquels la température montait à 39° ou 40°.

En présence d'une fièvre semblable, j'ai d'abord admis une intoxication paludéenne, puis une tuberculose.

Le diagnostic fièvre paludéenne paraissait justifié au début par l'existence des trois stades de la fièvre, et par ce fait que la malade avait séjourné précédemment, en Italie, dans un pays fiévreux. J'au dû abandonner ce diagnostic parce que la quinine n'a eu aucune influence sur la marche de la fièvre, parce que la rate n'a jamais été tuméfiée, parce que surtout, aujourd'hui encore après trois ans de fièvre, non seulement nous ne constatons aucun signe de cachexie palustre, mais bien, au contraire, tous les signes au moins extérieurs, d'une santé florissante.

Le diagnostic de tuberculose latente pouvait être discuté dans le principe, il ne paraît plus discutable à l'heure présente. En un mot, parmi les maladies actuellement décrites dans nos livres classiques, je n'en connais aucune qui puisse donner lieu à des accès de fièvre semblables, à une hyperthermie habituelle et durer plusieurs années sans amener des désordres plus ou moins considérables de la nutrition. A diverses reprises, j'ai pris moi-même la température et je puis affirmer qu'il n'y a aucune simulation comme dans le fait si intéressant publié par notre collègue et ami M. Du Castel.

Par exclusion, je suis arrivé au diagostic de fièvre hystérique et il me parait bien difficile d'en formuler un autre.

Mais ce n'est pas tout. Notre malade a eu un accès qui a duré beaucoup plus longtemps que les autres, il a duré quatorze jours.

C'était au milieu de novembre, sans cause appréciable, la température monta à 40°, et oscilla pendant quatorze jours entre 40° et 41°. *La peau était chaude, brûlante, la langue sale, la céphalalgie intense.* La malade avait un peu de délire, mais un délire semblable à celui qu'elle a d'une façon passagère à la fin d'une crise hystérique.

Elle continua à s'alimenter avec du lait (trois litres par jour); tourmentée par la soif elle le prenait avec avidité. La *constipation* nous obligea à prescrire un purgatif et cela à deux reprises. La fréquence du pouls était proportionnelle à l'élévation de la température, elle était de 120 à 130 pulsations. En dehors des signes que j'énumère, je ne constatai pas de troubles dans aucun appareil.

Je posai le diagnostic fièvre hystérique, mais ce diagnostic un peu insolite méritait confirmation. Je priai notre très honoré maître M. Millard, de vouloir bien voir la malade en consultation; il la vit trois fois, l'examina avec la plus grande attention, et arriva au même diagnostic où j'étais amené, non seulement par cette circonstance qu'il était impossible de faire un autre diagnostic, mais aussi parce qu'on avait l'impression instinctive sinon raisonnée, que malgré l'élévation de la température on n'avait pas affaire à une affection grave.

Au début j'avais prescrit sans succès du sulfate de quinine; le treizième jour, je donnai 5 grammes d'antipyrine, la température tomba presque subitement et la malade, je ne dirai pas entra en convalescence, mais fut guérie, car en deux jours elle

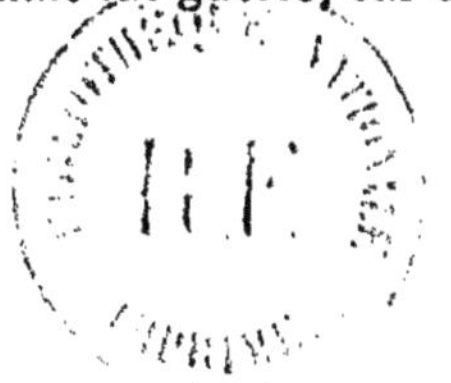

se trouva d.... une situation fort voisine de celle où elle se trouvait deu. . nois auparavant.

Depuis, la fièvre dont je viens de parler, l'état de la malade est satisfaisant.

Nous avons toujours une température de 38°, mais il y a eu un accès dans lequel la température est montée à 39°.

L'action de l'antipyrine a-t-elle bien été réellement la cause de la chute définitive de la fièvre, je l'ignore et me contente de signaler le fait.

M. Debove a continué de suivre sa malade qui, toutes les semaines a des élévations de température brusques et considérables; de plus en novembre, décembre 1885 et janvier 1886, il s'est produit une fièvre plus intense.

Voici la suite de l'observation :

Au commencement du mois de novembre, notre malade présenta tous les jours, matin et soir, une température de 39°,5. Au mois de décembre cette température s'élevait à 40° et atteignait 41° le 24 décembre, puis dépassait ce chiffre.

Cette fièvre hystérique a été remarquable par son type, par sa longue durée, par son intensité. La fièvre était à peu près le matin ce qu'elle était le soir ; il n'y avait pas d'exacerbation vespérale, du moins elle était à peine sensible contrairement à ce qu'on observe dans la plupart des affections fébriles.

Ces accidents ont duré trois mois. Ils n'ont été accompagnés d'aucun trouble d'aucun appareil, ni de l'appareil digestif (la malade a continué à se nourrir de lait, sa nourriture habituelle), ni d'aucun organe ; mais tous les soirs vers sept heures survenaient de grandes attaques de nerfs qui se prolongeaient sans interruption jusque vers une heure du matin.

En dehors d'une sensation de vive chaleur, il n'y avait d'autre souffrance qu'un sentiment continuel de brisement, de courbature des membres. Lorsque la guérison est survenue, elle a été pour ainsi dire instantanée sans aucune convalescence ; l'amaigrissement et la perte des forces étaient très peu pro-noncés si on les compare à ce que nous observons dans les diverses affections fébriles, et cependant pendant un mois la température avait dépassé 41°.

Ceci tendrait à démontrer que l'hyperthermie n'est pas un aussi grand danger que bien des médecins le soutiennent, et que si elle est si redoutée dans les fièvres, c'est qu'elle n'existe pas seule, mais se produit chez des sujets dont les poumons sont profondément altérés. Je sais bien que suivant l'habitude, on nous objectera qu'il s'agit ici d'une fièvre hystérique, mais c'est justement pour cela que notre observation est plus inté-ressante puisqu'elle portait sur une malade qui n'avait aucune lésion d'organe. Les viscères d'un hystérique ne doivent pas être plus résistants que les organes des autres malades.

Cette observation présente un haut intérêt. D'abord elle réalise le type parfait de la forme lente de la fièvre hystérique ; nulle part nous n'avons rencontré la relation d'accès fébrile d'une durée aussi longue. Briquet qui a particulièrement observé ces faits, considère que déjà six mois constituent une période exceptionnelle ; or, ici la température reste élevée pendant plus de trois ans, avec quelques rémissions il est vrai, mais aussi avec des exacerbations où le thermomètre monte jusqu'à 40° et 41°. L'évolution en est aussi curieuse à suivre ; le début est celui d'une fièvre paludéenne ; puis vient une période où la température qui ne descend pas au-dessous de 38° fait croire à un début de tuberculose ; puis l'état pyrétique prend des proportions considérables pour cesser brusquement, la première fois au bout de quatorze jours, la seconde au bout de trois mois ; et entre ces deux périodes l'état fébrile revêt de nouveau le caractère intermittent. Mais le fait le plus intéressant c'est l'absence de dénutrition chez une malade atteinte d'une hyperthermie aussi vive et d'une si longue durée, phénomène paradoxal sur lequel M. Debove a insisté à juste titre, et qui donne à cette fièvre une place à part au milieu de toutes les autres. Nous aurons l'occasion de revenir plus loin sur cette importante particularité.

A cette observation nous devons en joindre une autre qui a été présentée par M. Barié à la Société médicale des hôpitaux. L'allure clinique s'est montrée ici sensiblement différente. Pendant toute la durée de son état fébrile, la malade présenta de nombreuses crises nerveuses qui paraissent avoir eu peut-être une certaine influence sur l'élévation de la température, mais qui n'explique pas le défaut de concordance observé à deux reprises entre la température axillaire et la température rectale. Comme dans le cas de M. Debove, une hyperthermie de vingt jours ne produisit aucune modification dans l'état de santé de la malade.

OBSERVATION II

BARIÉ. *Soc. méd. des hôpitaux*, 28 mai 1886.

Il s'agit d'une jeune femme, employée au service de l'hospice, et présentant déjà depuis longtemps la plupart des manifestations de la grande hystérie : attaques convulsives fréquentes, paralysies passagères, troubles profonds de la sensibilité générale et spéciale, etc. Un matin après une attaque convulsive des plus violentes, cette jeune femme fut frappée d'hémiplégie complète de la motilité et de la sensibilité occupant tout le côté gauche, sauf la face ; elle fut transportée à l'infirmerie, et là, dans l'espace d'une douzaine de jours elle présenta plus de trente attaques : on en compta jusqu'à sept dans la même journée. Pendant plusieurs semaines, la malade resta dans cet état, passant quelquefois deux ou trois jours sans manger, sans uriner et dans un état de mutisme complet. Elle paraissait ensuite sortir d'un rêve et pendant les journées suivantes l'appétit et la parole revenaient, la sécrétion urinaire se montrait de nouveau pour disparaître encore, le plus souvent après une nouvelle attaque. Un grand nombre de médications furent mises en œuvre : l'emploi des antispasmodiques les plus variés, l'enveloppement dans le drap mouillé, l'usage méthodique des aimants, tout fut impuissant devant cet état névropathique enraciné. Je me bornais donc à une simple surveillance de la malade, lorsqu'un matin après une attaque convulsive des plus violentes, à la suite de laquelle cette jeune femme était restée comme anéantie, je trouvai la peau chaude et sèche, et le pouls fréquent ; je fis prendre la température axillaire, elle était de 39°, et le pouls battait 98 pulsations. L'examen le plus minutieux ne me permit pas de rapporter cet état fébrile à un état pathologique caractérisé, et je remis au lendemain pour porter un diagnostic. Or, ce jour-là, l'exploration physique resta aussi nulle que la veille, et cependant il y avait encore de la fièvre, car le thermomètre accusait 38°,6, dans l'aisselle. Pendant les deux jours qui suivirent, il fut absolument impossible de placer un thermomètre chez la malade, en proie à une série d'attaques des plus violentes, terminées le plus souvent par un hoquet interminable ou par de profonds sanglots.

Le 23 juillet, cette jeune femme étant plus calme, je trouvai chez elle la peau sèche et brûlante et la température axillaire marquait 38°,8 ; or, à partir de ce jour jusqu'au 11 août, c'est-à-dire *pendant une période de vingt jours*, elle ne cessa de présenter un *état de fièvre permanent*. Malgré la présence d'une infirmière qui ne quittait pas la malade durant tout temps que le thermomètre était dans l'aisselle, je voulus me mettre à l'abri de toute supercherie, c'est pourquoi l'on prit toujours simultanément la température du creux de l'aisselle et de celle du rectum. Moi même, à plusieurs reprises et après vérification des thermomètres, je mis ceux-ci en place et constatai les élévations de la colonne mercurielle.

Nous pouvons donc affirmer que les chiffres indiqués dans le tableau ci-après ont été relevés avec la plus grande exactitude :

		TEMPÉRATURE RECTALE	TEMPÉRATURE AXILLAIRE	POULS
23 juillet,	matin	39°4	—	—
	soir	39°4	38°8	—
24 —	matin	néant	néant	—
	soir	40°	néant	100
25 —	matin	néant	néant	—
	soir	néant	néant	—
26 —	matin	40°4	40°	—
	soir	40°2	40°	—
27 —	matin	40°8	40°4	—
	soir	41°2	40°6	102
28 —	matin	40°	39°8	—
	soir	39°6	40°	—
29 —	matin	39°	38°4	—
	soir	39°8	39°2	—
30 —	matin	38°8	38°6	88
	soir	40°2	39°	—
1er août	matin	39°	néant	—
	soir	39°8	39°	—
2 —	matin	38°4	38°2	—
	soir	38°4	38°2	—
3 —	matin	39°	37°8	—
	soir	38°6	38°	94
4 —	matin	néant	néant	—
	soir	39°8	39°4	98
5 —	matin	40°6	40°	—
	soir	41°	40°2	—
6 —	matin	40°8	néant	104
	soir	néant	néant	—

			TEMPÉRATURE RECTALE	TEMPÉRATURE AXILLAIRE	POULS
7	août	matin	41°2	40°2	—
		soir	40°8	39°4	—
8	—	matin	41°	39°8	—
		soir	40°8	40°	94
9	—	matin	néant	néant	—
		soir	40°	39°2	—
10	—	matin	38°4	37°8	82
		soir	39°	38°	—
11	—	matin	39°	néant	—
		soir	néant	néant	—
12	—	matin	37°4	36°8	74
		soir		néant	—
13	—	matin	37°	37°	—
		soir	»	»	—

En parcourant ce tableau, on remarquera que, pour certains jours, l'état de la température n'est pas indiqué ; ces lacunes correspondent toutes à une crise nerveuse dont la durée ou la violence n'ont pas permis l'application du thermomètre. On remarquera, encore que, contrairement à ce qui s'est passé dans le fait de M. Debove, il existe des différences sensibles entre la température du matin et celle du soir : celle-ci étant presque toujours restée supérieure à la première de plusieurs dixièmes de degré ; à cinq reprises différentes cependant, la fièvre du matin l'a emporté sur l'état fébrile vespéral ; de plus, sauf pour un seul jour où cette différence existait à fa fois pour la température de l'aisselle et du rectum (7 août) cette variation de l'état fébrile n'a été notée que pour la température rectale, alors que dans l'aisselle, la colonne de mercure continuait à s'élever davantage le soir que le matin ; il y a là une sorte de *désaccord* difficile à expliquer.

Malgré la persistance de la fièvre pendant trois semaines, la malade n'a présenté aucun trouble appréciable vers les grands appareils : la respiration est demeurée normale, sauf parfois une anhélation assez vive qui survenait après les crises de nerfs ; les voies digestives elles-mêmes, les premières intéressées dans tout état fébrile, n'ont été nullement touchées : la langue est restée humide, et si la malade, à différentes reprises, passait quelques jours sans prendre de nourriture, c'était moins par suite d'un embarras gastrique que sous le coup de graves perturbations qui succédaient aux attaques convulsives. Celles-ci ne sauraient, du moins en tant que facteur unique, être regardées comme cause de cet état de fièvre permanent, car durant les jours où cette jeune femme était dans un état de repos absolu, le thermomètre a pu monter jusqu'au delà de 40 degrés; toutefois il m'a paru que les températures véritablement hyperpyrétiques survenaient de préférence après ces accès convulsifs.

Après le vingtième jour de fièvre, il s'est produit une véritable défervescence brusque à la façon de la pneumonie lobaire ou de l'érysipèle; mais contrairement à ce qui se passe dans ces pyrexies, l'état de santé n'a subi aucune modification à ce moment; il est resté ce qu'il était : ni meilleur ni pire que pendant la période de fièvre.

A différentes reprises, la malade s'est trouvée dans une sorte d'*état de mal* caractérisé par une série d'accès subintrants ; on aurait donc pu hésiter tout d'abord sur la nature de l'affection nerveuse et se demander si la patiente n'était pas une *épileptique* chez laquelle cette succession d'accès enchevêtrés aurait fourni l'explication de l'élévation de la température ; mais les attaques présentées par la malade avaient, au plus haut point, le caractère hystérique : pas de cri initial, pas de perte totale de la connaissance, convulsions à type clonique, jamais de morsure à la langue, enfin l'absence de coma à la fin de l'attaque, qui était généralement accompagnée de sanglots profonds ou d'une sorte de hoquet très tenace. D'un autre côté, nous savons que l'hyperpyrexie de l'état de mal épileptique est généralement d'un pronostic grave, et nous l'avons dit, dans le cas présent, l'état de santé est resté parfait jusqu'au bout.

C'est encore en nous appuyant sur les caractères et sur la marche des phénomènes convulsifs que nous avons rejeté l'hypothèse de cet état hybride qu'on désigne sous le nom *d'hysté-*

ro-épilepsie ; d'ailleurs, dans ce dernier cas, et même lorsque l'état de mal se prolonge pendant un ou deux mois, ainsi qu'on en a rapporté quelques exemples, la température reste normale ou s'élève à peine de quelques dixièmes de degré.

Notre malade était bien une hystérique vraie, et c'est à ce titre que j'ai cru devoir vous rapporter cette observation, dont l'interprétation présente de très réelles difficultés.

La relation de ces faits nous dispense d'insister plus longuement sur le tableau clinique de la forme lente de la fièvre hystérique. Ils nous permettent de constater que les accès fébriles de ce genre peuvent varier en tant que types cliniques, et que, même dans un état fébrile de longue durée, on peut observer chez un même malade des manifestations absolument diverses. De plus nous voyons que la température, contrairement à ce que dit Gagey, peut monter bien au delà de 38° et 38°,5, mais que cette hyperthermie n'a pas de retentissement apparent sur la nutrition.

Nous allons maintenant examiner la forme qui a été décrite sous le nom de forme intermittente.

FORME INTERMITTENTE

La forme intermittente a été signalée depuis très long-temps et vraisemblablement a dû être confondue avec de véritables accès palustres. Morgagni en cite deux observations peu concluantes du reste et les faits rapportés par Strack, Sagar, Puccinotti ne le sont pas davantage. Ces différents auteurs ont décrit un type quotidien. En réalité de toutes les observations que nous avons lues voici ce qu'il ressort : c'est que certaines hystériques peuvent présenter les trois phases de l'accès palustre mais sans élévation réelle de la température centrale. Dès lors il devient difficile de qualifier de fébrile un état semblable.

Une des observations les plus nettes de cette forme intermittente a été recueillie dans le service du professeur Potain par le Dr Gagey. La malade dont il parle a présenté pendant dix jours des accès avec les trois stades classiques de frissons, chaleur et sueurs ; ces accès se sont d'abord montrés la nuit, puis dans la journée ; ils ont spontanément cessé de se produire sans intervention thérapeutique. La température n'est jamais monté au delà de 37°,8.

Gagey rapporte aussi une autre observation de forme intermittente à type tierce. Mais comme dans le cas précédent la température n'a pas été jusqu'à 38°. Elle s'est maintenue entre 37° et 37°,5.

Seule, l'observation de M. Debove nous donne un fait d'accès intermittents si nettement caractérisés qu'il fait penser à une intoxication paludéenne. La malade a présenté en effet une ou deux fois par semaine des accès fébriles où les trois stades sont nettement indiqués. Tel a été le début de cet état fébrile de si longue durée dans le cours duquel ces accès intermittents ont reparu, après une longue période intercalaire où la température s'était maintenue entre 40 et 41°.

Nous croyons néanmoins que cette forme est surtout caractérisée par une hyperthermie brusque et passagère revenant d'une façon périodique, mais qu'il est très rare de rencontrer avec cette élévation de température des frissons et des sueurs ayant le degré d'acuité qui fait la caractéristique des accès palustres. Il se passe en un mot chez ces malades des phénomènes communs à tous ceux qui font une fièvre très éphémère, c'est-à-dire qu'on observe de légers frissonnements, puis l'ascension thermique, puis une légère diaphorèse à la défervescence.

Il ne faudrait pas confondre ces faits avec ceux dans lesquels on a noté une véritable combinaison de l'hystérie et de l'impaludisme. C'est ainsi que Ricoux (de Philippeville) a rapporté l'observation d'une jeune fille ayant eu autrefois des accès de fièvre à type tierce, et qui, après avoir eu des accès hystériques à type d'abord indécis, eut des accès à type franchement tierce. La pression ovarienne calmait momentanément les crises ; mais on y réussissait encore mieux par une pression vigoureuse sur la rate. Les injections sous-cutanées de chlorhydrate de quinine supprimèrent le phénomène de la périodicité. Nous doutons que la quinine puisse avoir quelque influence sur le caractère périodique des accès fébriles que nous avons décrits.

FORME COURTE

La forme courte a été complètement méconnue de Briquet qui, dans son traité de l'hystérie ne cite aucune observation de cette variété clinique. Briand, dans sa thèse, la considère comme beaucoup moins fréquente que la forme lente. — Elle est caractérisée, dit-il, par une fièvre vive à évolution brève, survenant habituellement sans hystérie préalable, présentant une apparence exceptionnelle de gravité, se terminant toujours d'une façon favorable et laissant à sa suite des accidents nerveux de nature hystérique, paralysies, anesthésies, contractures, crises convulsives.

Cette vue générale de la forme courte est sans doute exacte dans son ensemble, et M. Briand a raison de considérer comme un de ses principaux caractères l'aspect exceptionnel de gravité qu'elle revêt constamment ; mais il s'avance quelque peu quand il dit que cette forme se rencontre le plus souvent sans hystérie préalable. Presque toujours au contraire on retrouve chez les malades quelques signes de la névrose ; non pas forcément les manifestations bruyantes de la grande hystérie convulsive, mais ses stigmates permanents les plus habituels, nous voulons parler de l'hémianesthésie sensitivo-sensorielle, des points douloureux hystérogènes, du rétrécissement du champ visuel, de la diathèse de contracture. Il est vrai que ces symptômes sont de ceux qui veulent être recherchés, et que souvent ils passent inaperçus parce qu'ils ne se révèlent pas d'eux-mêmes.

Cette forme courte n'est pas aussi rare que Briquet a bien voulu le dire ; nous croyons même qu'elle est beaucoup plus fréquente que la forme lente. Pendant longtemps on en a connu et décrit une seule variété, celle à laquelle on a imposé le nom de *fausse dothiénentérie* ; mais depuis, on a relaté des observations de fièvre hystérique passagère d'un type tout différent et dans lesquelles les phénomènes nerveux se sont montrés prépondérants : c'est la réunion de ces observations qui a justifié la création du *type pseudo-méningitique* de la fièvre hystérique. Enfin, il y a lieu, croyons-nous, de décrire un *type franc* de fièvre hystérique qui n'a aucune sorte d'analogie avec les états pathologiques connus.

La forme courte comprendra donc 3 types : un type typhoïde, un type pseudo-méningitique, et enfin un type franc.

Type typhoïde. — C'est Briand qui, le premier, a convenablement décrit la forme typhoïde; il en a donné plusieurs observations, deux d'entre elles réalisent selon lui le type le plus parfait de ce genre.

Voici l'une de ces observations :

Observation III

BRIAND. *Loc. cit.*

Fièvre hystérique à forme typhoïde.

Ch..., Léonie, domestique, 20 ans. Pas d'accidents hystériques antérieurs. Très peureuse. Le jeudi, 11 février, passant au voisinage de la Morgue avec sa maîtresse, cette dernière l'engagea à y entrer, l'assurant qu'il n'y avait pas de cadavres en ce moment. Mais dès qu'elle eut franchi la porte, elle en aperçut un. Saisie d'une terreur folle elle sortit en poussant des cris. Le surlendemain à midi elle eut un frisson intense, se sentit la tête lourde et subitement perdit connaissance. Elle se remit bientôt de cet évanouissement et on la porta dans son lit où elle resta jusqu'au lundi 15 février. Le 16 elle entra à l'hôpital Temporaire dans le service de M. Rigal, et voici ce que l'on put constater :

Prostration considérable, aspect hébété, décubitus dorsal, immobile, bouche à demi ouverte, la malade ne prête aucune attention à ce qui se passe autour d'elle.

La langue est sèche, recouverte d'un enduit jaunâtre, réponses lentes, pénibles ; pouls 120, petit, dépressible, T. A .39°,5.

Le 17. Ventre ballonné ; fosse iliaque droite douloureuse, gargouillement, diarrhée. Bruits du cœur sourds et mal frappés, un peu de bronchite. Céphalalgie frontale vive, exaspérée par la toux. Douleurs rachialgiques. T. A. 38°,7.

M. Rigal trouve l'ensemble des symptômes caractéristiques d'une fièvre typhoïde et pronostique une forme adynamique rapidement mortelle. Il remarque cependant que la température s'est élevée très vite (en 3 jours) pour une fièvre typhoïde. L'état de la malade n'avait pas permis d'avoir des renseignements.

Prescription : Purgatif léger, potion de Todd. Le soir 90 pulsations. T. A. 38°,2.

Le 18, T. 38°,5. Rémission assez sensible dans tous les symptômes. La face n'a plus son caractère adynamique, mais la malade a toujours l'œil terne, immobile, contemplatif.

Le 19. T. A. 37°6, le soir 38°,4. Rien à signaler du côté des autres symptômes qui semblent toujours caractéristiques d'une fièvre typhoïde. La température diminue graduellement.

Le 22. T. 36°,7.

Le 24. En présence d'une défervescence aussi rapide et d'un amendement aussi subit on se met à la recherche et voici ce que l'on trouve : il existe dans la région du sein gauche des douleurs spontanées. La palpation décèle une hyperesthésie excessive de cet organe ainsi que des régions sus-claviculaire et précordiale. L'hyperesthésie existe dans tout le côté gauche du corps quoique à un peu faible degré. Anesthésie et analgésie de tout le côté droit. Des piqûres profondes sont insensibles et ne donnent aucune goutte de sang. Pas de point ovarique. Ventre douloureux. Cet état persiste pendant quelques jours.

28. Douleur occupant le sommet de la tête, gravative et continue. La malade refuse tout aliment, elle a vomi fréquemment dans la nuit. L'hyperesthésie du côté gauche a complètement disparu ; elle a fait place à une analgésie qui occupe maintenant tous les points du corps : la face, la langue. La malade ne

trouve aucun goût à ce qu'elle mange, ne sent absolument pas les odeurs.

Le 2 mars. Anorexie et vomissements persistent.

Les 3, 4 et 5. La malade prend quelques aliments.

Le 10. Fonctions digestives normales. L'état analgésique est le même. L'anesthésie occupe la cavité buccale, la luette, le pharynx. On peut toucher l'épiglotte, avec le doigt sans déterminer aucun réflexe.

Le 15. Après un frisson léger, paraplégie subite avec contracture des deux jambes.

Le 18. Légère incontinence d'urine. Sensibilité musculaire est compromise. La malade ne sent pas les courants électriques ; ils n'ont aucun effet sur les muscles contracturés. Rien aux membres supérieurs.

Le 20. Epigastralgie intense. Les règles qui devaient venir le 5 n'ont pas paru. Anesthésie et paraplégie persistent ainsi qu'une légère incontinence d'urine.

Pas d'attaques convulsives.

A cette observation Briand en joint une autre mais d'un intérêt moindre.

Comme on peut le voir, l'analogie qui existe entre cet état et l'état typhoïde n'est pas très frappante. La similitude n'apparait ni dans les phénomènes de la période prodromique, ni dans l'évolution des accidents morbides. La courbe thermique particulièrement n'offre pas grande ressemblance avec un tracé de fièvre continue. Le seul trait commun à la physionomie clinique des deux affections c'est l'habitus extérieur du malade.

Dans l'observation que nous venons de rapporter, un fait très digne d'intérêt c'est la persistance des vomissements, phénomène qui indique bien la participation du système nerveux à la maladie.

Nous avons conservé la description de cette forme parce qu'elle est généralement admise ; mais nous la rangerions volontiers dans la catégorie des types francs.

Type pseudo-méningitique. — Nous arrivons maintenant à la forme pseudo-méningitique dont on possède aujourd'hui un certain nombre d'observations, relatées dans la thèse inaugurale de M. Macé. Cette forme qui présente des signes cliniques si tranchés offre un grand intérêt à cause de la difficulté que l'on éprouve à la différencier de la méningite.

On peut l'observer dans deux cas ; soit secondairement à un état pathologique nettement caractérisé comme le rhumatisme, les affections utérines, etc... ; soit primitivement sans que l'on puisse déceler aucune lésion organique. Le type clinique étant le même dans les deux cas, nous ne décrirons que les formes primitives.

En général on observe deux modes de début ; ou bien les symptômes surviennent graduellement, ou bien il s'installent avec brusquerie.

La température qui oscille en général entre 38° et 39° peut cependant monter jusqu'à 40° et 40°,5. L'hyperthermie est surtout très accusée dans les débuts violents sans période prémonitoire. Bientôt surviennent deux symptômes importants qui font rarement défaut : ce sont les vomissements et la céphalée.

Les vomissements ont tous les caractères des vomissements de la méningite. Ils sont composés d'un liquide muqueux et verdâtre. La céphalée occupe toute la tête, mais paraît cependant se localiser davantage au niveau de la région frontale. Cette céphalalgie qui persiste nuit et jour a quelquefois des exacerbations telles qu'elle arrache des plaintes au patient.

Les malades redoutent la lumière, le bruit ; le moindre attouchement est douloureux. Il y a en un mot une hyperesthésie généralisée de tous les sens et de la sensibilité générale. Mais la photophobie, le myosis, la diplopie, les bourdonnements d'oreille existent ; en revanche, on ne trouve pas de paralysies partielles, comme cela s'observe dans la tuberculose méningée pour les muscles de l'œil. Il peut y avoir la raie méningitique. Le malade étendu sur le dos, les yeux fermés, peut présenter aussi de la raideur de la nuque et de la contracture des membres inférieurs ; mais ces deux symptômes manquent souvent. Si le délire survient, c'est un délire doux, sans agitation. Du côté de l'appareil respiratoire et circulatoire on ne note rien de particulier. En revanche il semble y avoir un état gastro-intestinal très accentué, et, détail important, la constipation est habituelle chez les malades qui présentent ces signes. Le ventre est rétracté.

Cet état si grave en apparence persiste pendant quelques jours, puis brusquement tout ce cortège de symptômes alarmants disparait et le malade revient à la plus parfaite santé.

Voici une observation absolument caractéristique que nous empruntons à la thèse de M. Macé :

Observation IV

MACÉ, *loc. cit.*

Fièvre hystérique. — Accidents pseudo-méningitiques.

La nommé Ay..., Louise, infirmière, âgée de 24 ans, entre le 21 septembre 1885, salle Lorain, lit n° 6, dans le service de M. le Dr Lancereaux à l'hôpital de la Pitié.

Rien chez les ascendants. Un de ses frères a eu une maladie de cœur.

A l'âge de 7 ans, elle a commencé par avoir des attaques convulsives qui ont cessé complètement à 19 ans, époque de l'établissement de ses règles.

Il y a 3 ans, elle est entrée dans le service de M. Vulpian pour des accidents choréiformes s'accompagnant d'une photophobie qui l'a forcée à porter longtemps des lunettes bleues.

Dans ces dernières années, à plusieurs reprises, aphonie nerveuse complète survenant et disparaissant brusquement.

Dans les quelques jours qui ont précédé son admission comme malade dans la salle, elle a souffert de malaise, perte d'appétit, agitation nocturne.

Le matin, quand nous la voyons, nous constatons un état fébrile très marqué, avec symptômes généraux d'apparence grave, T. 39°,5. Peau sèche, moite. Pouls régulier, mais petit et très rapide.

La malade a le visage turgescent, congestionné ; les yeux fermés, elle ne peut ouvrir les paupières à cause d'une photophobie intense. Sa tête est renversée en arrière par le fait d'une contracture des muscles de la nuque. Céphalalgie violente. Insomnie traversée par des cris. La malade manifeste de l'agitation et pousse des gémissements si l'on fait du bruit autour d'elle, ou si l'on dirige un rayon de lumière sur son visage. Ventre rétracté. Constipation absolue. On constate une raie méningitique très nette. Degré assez accentué d'hyperesthésie généralisée. Réflexes rotuliens peu modifiés. L'examen clinique des autres organes est négatif. Rien au cœur. Rien aux poumons. Rien dans l'urine. Les membres inférieurs et les côtes présentent des marques non équivoques de rachitisme.

En présence de ces symptômes, on porte le diagnostic de méningite tuberculeuse.

Sangsues aux apophyses mastoïdes. Calomel à doses réfractées.

Le lendemain et les jours suivants l'état général de la malade reste à peu près le même. Elle est abattue, prostrée, les sourcils froncés, le visage hostile. Elle garde toujours la même hyperesthésie sensorielle et une vive céphalalgie ce qui la fait porter continuellement les deux mains à la tête.

La température oscille entre 38°,4 et 39°,5, maximum qu'elle n'a jamais dépassé. Le pouls reste très fréquent à 100 ou 110.

Pupilles contractées mais égales.

Pas de paralysie oculaire.

A cinq ou six reprises différentes vomissements bilieux verdâtres, se produisant sans efforts, de quantité moyenne, ayant l'apparence de vomissements encéphaliques. La respiration n'est pas troublée un seul instant et le rythme n'en est pas modifié.

Le pronostic porté reste des plus graves, le diagnostic de méningite tuberculeuse semble absolument confirmé. On continue la médication par le calomel.

Dix jours après le début des accidents nous trouvons un matin la malade dormant paisiblement d'un sommeil naturel. Quand on la réveille, elle garde les yeux demi-ouverts ; elle ne paraît plus se plaindre de sa tête. La température est de 38°. La nuque est encore raide.

L'idée d'accidents hystériques vient alors pour la première fois à l'esprit. Nous trouvons une hémianesthésie sensitivo-sensorielle complète de tout le côté droit, de l'anesthésie pharyngée, un rétrécissement du champ visuel à droite.

Les jours suivants l'amélioration s'accentue ; la fièvre disparaît avec les autres symptômes ; la malade reprend de la gaieté
et de l'appétit, mais quand elle veut se lever elle s'affaisse sur
le parquet.

Les phénomènes pseudo-méningitiques ont fait place à une
paraplégie qui disparaît au bout de peu de temps.

Le 12 octobre, la malade quitte son lit et reprend son service
d'infirmière.

La santé reste bonne jusqu'en janvier. A cette époque elle
fut reprise du même ensemble de phénomènes morbides que
nous avons décrits.

L'apparition des accidents fut précédée, comme la première
fois, d'une courte période de malaise mal défini.

Elle reste malade depuis le 18 janvier jusqu'au 1er février où
elle quitte le service en parfaite santé ; on se contenta cette
fois de purger la malade.

Type franc. — A côté de cette forme nous en ran-
geons une autre à laquelle il est difficile de donner un
nom basé sur la comparaison établie avec un état pathologique analogue. En effet, ces accès fébriles sont accompagnés d'un cortège de symptômes qui leur donnent une
allure toute particulière. Sans doute il y a beaucoup de
ressemblance avec le type précédent, mais, néanmoins,
il y a des différences telles qu'il est difficile de les confondre.

Nous avons été assez heureux pour en observer un cas
dans le service où nous étions externe. Le malade dont
nous allons donner l'observation était couché au n° 2 de
la salle Saint-Thomas, service de M. le professeur
Proust.

Voici son histoire :

Observation V (personnelle)

Canet, Charles, 24 ans, journalier est apporté dans l'après-midi à l'Hôtel-Dieu, sur un brancard, le 10 décembre 1887. Voici quel état il présente à ce moment :

La température est de 39°,6. La peau est sèche et brûlante, le pouls précipité, fort, vibrant. Il est étendu sur le dos, le corps légèrement arqué en arrière, la nuque convulsée, la tête enfoncée dans l'oreiller. La main droite est portée au devant du cou et le malade semble vouloir se débarrasser d'un lien qui l'étrangle. Il avale sa salive avec difficulté et présente quelques mouvements de mâchonnement, ses membres sont raides sans contracture véritable. Quand on essaie de les soulever, ils s'agitent de soubresauts brusques semblables à des secousses électriques. Le malade ne répond à aucune question.

Quand on lui ordonne d'ouvrir les yeux, il fait un effort pour lever les paupières. Mais elles restent closes par l'effet d'un spasme invincible.

La langue est rose et humide ; rien dans la gorge.

On ne note qu'une constipation opiniâtre. L'examen clinique des différents organes est négatif.

Le lendemain de son entrée, c'est-à-dire le 11 décembre, cet état persiste et la température qui était de 38°,5 le matin monte le soir à 40°,4.

Enfin à partir du 12 où il y a une chute brusque à 38° la température descend progressivement jusqu'au 15, où elle est normale. Il faut cependant remarquer que cette descente s'est faite sans rémission, c'est-à-dire que pour chaque jour il n'y a pas eu d'exacerbation vespérale. C'est ainsi que le 12, la température du matin est de 37°,8, le soir de 37°.

Ce n'est qu'à partir de ce moment que nous avons pu avoir des renseignements sur lui.

Son père, alcoolique, est mort tuberculeux à 46 ans. Son aïeul maternel avait aussi des habitudes d'intempérance. Du côté de sa mère il n'y a rien de particulier à noter.

Son enfance s'est passée dans un état de santé satisfaisant. Il commence à travailler à partir de l'âge de 15 ans. D'abord garçon d'écurie, il devient homme de peine, puis teinturier, maçon, raffineur, il essaie en un mot un peu de tous les métiers.

Ce fut à Amiens, en mai 1885, qu'il éprouva pour la première fois des accidents semblables à ceux que nous avons vu se produire.

Pendant 4 ou 5 jours il eut des étourdissements ; puis des douleurs épigastriques ; de la fièvre avec des céphalées violentes ; enfin il perdit connaissance pendant quatre ou cinq heures, après quoi il eut des convulsions.

Une seconde fois il présenta des phénomènes analogues qui au lieu d'être suivis de convulsions furent suivis d'anesthésie sensitive totale. Lorsque nous l'avons observé, c'était donc la troisième fois que ces accès se produisaient chez lui. Quand il est entré à l'hôpital, il venait de subir une série de crises convulsives.

On retrouve chez lui tous les stigmates de l'hystérie ; diminution du champ visuel ; constriction pharyngienne ; abolition du réflexe épiglottique ; anesthésie généralisée sauf en certains points ; points douloureux ; caractère inégal ; rire ou larmes sans cause.

Cette fièvre a donc duré quatre jours ; au bout de ce temps la température est revenue à la normale et tous les accidents ont disparu.

Chez le malade que nous avons observé, il est impossible de considérer l'élévation de la température comme une conséquence directe des crises convulsives ; on ne peut y voir un *état de mal hystérique* analogue à l'état de mal épileptique qui s'accompagne si communément d'une

élévation notable de la température. On sait, en effet, que
seules les convulsions toniques ont le pouvoir de provoquer l'ascension thermique et que, au contraire, les convulsions cloniques ne sont pas susceptibles d'élever la
température; du reste, rien n'est fréquent comme de voir
des hystériques présenter des séries d'attaques sans que,
à leur suite, il se manifeste la moindre hyperthermie.

Les diverses observations que nous avons citées, nous
permettent donc de conclure que, au cours de l'hystérie,
on peut observer de l'hyperthermie passagère ou perma-
nente, avec ou sans accompagnement de phénomènes
nerveux. Ce sont surtout ces deux caractères, à savoir
la durée des accès fébriles et l'association des symptômes
nerveux qui permettent de distinguer des types différents
de l'affection. Ces types qui très fréquemment se con-
fondent, revêtent l'aspect d'états pathologiques variés, et
leur apparence est susceptible d'induire en erreur des cli-
niciens consommés. Cependant quelle que soit la forme,
quelle que soit la violence des accidents qui accompagnent
ces accès fébriles, on sent, comme le fait remarquer
M. Debove, que les malades ne sont pas profondément at-
teints. Et, en effet, nous allons voir un peu plus loin que
cette fièvre n'est pas identique à celle qu'on observe dans
les états pathologiques ordinaires.

CHAPITRE III

PATHOGÉNIE

De nos jours, la lumière commence à se faire sur les procédés pathogéniques intimes qui président à la production du phénomène *fièvre*.

On a toujours établi une distinction fondamentale entre la fièvre et les fièvres, c'est-à-dire entre l'état fébrile et les pyrexies. Tandis que celles-ci comportent presque nécessairement un trouble général de la nutrition, qui se révèle par des modifications dans la qualité des excreta, l'état fébrile au contraire se définit presque exclusivement par l'hyperthermie. Du moins, l'élévation de la température est-elle le seul caractère constant de la fièvre, et celui qui sert le mieux à en mesurer le degré.

Or, on tend de plus en plus aujourd'hui à considérer l'hyperthermie comme relevant nécessairement d'une intervention nerveuse.

Déjà, depuis nombre d'années, la clinique avait montré qu'une perturbation directe du système nerveux suffisait à provoquer une élévation de la température. Dès 1837, Brodie rapportait une observation d'écrasement de la moelle à la partie inférieure de la région cervicale ; à la suite de l'accident, la température du blessé s'éleva à 43°,9. Dans un cas analogue, Billroth a relevé une température de 42°,2. De semblables faits ont été publiés depuis par un grand nombre d'auteurs.

Ils trouvaient une confirmation physiologique dans les expériences de Tscheschichin et de Schréiber, qui déterminaient à volonté des hyperthermies par des excitations portées en certains points du mésocéphale.

L'influence du système nerveux paraissait s'étendre encore à d'autres hyperthermies, survenues en dehors de ces traumatismes directs, et, en 1878, M. Lereboullet s'exprimait déjà de la façon suivante: « La fièvre peut se montrer à la suite d'une émotion vive, d'une fatigue intellectuelle ou morale, d'un exercice musculaire trop prolongé, d'un accès de névralgie, d'une douleur, d'un traumatisme léger qui ne laisse à la suite aucune inflammation persistante, de l'impression du froid, etc. En un mot, toute excitation un peu vive, soit transitoire, soit prolongée du système nerveux, peut donner naissance à un mouvement fébrile. »

Mais on hésitait encore à invoquer l'influence du système nerveux dans les hyperthermies liées à l'inflammation d'un tissu ou d'un organe, et dans celles qui accompagnaient les maladies générales et les fièvres dites essentielles.

Les rapports de la fièvre avec l'inflammation ont été longtemps discutés. On supposait autrefois que le tissu enflammé était surchauffé par l'exagération des combustions nutritives à son niveau, et que le sang s'échauffait en traversant l'organe phlegmasié. Mais

Billroth et O. Weber ont montré que la température des parties enflammées est le plus souvent inférieure à celle du rectum ou du cœur, et, plus récemment, les expériences de Huppert ont décisivement confirmé cette donnée. Aussi est-on forcé aujourd'hui d'admettre que l'hyperthermie générale résulte, dans l'espèce, d'une réaction nerveuse, soit que les excitations venues de l'organe enflammé et conduites par les nerfs sensitifs provoquent une hyperactivité réflexe des centres calorigènes, soit que la réactivité centrale se trouve mise en jeu par des matériaux toxiques ou par des micro-organismes provenant du foyer inflammatoire.

Dans les pyrexies, on voit coïncider toujours avec l'éclosion de la fièvre une série de phénomènes nerveux, qui attestent hautement la participation du myélencéphale à la genèse de l'hyperthermie. Les perturbations nutritives qui résultent d'une infection parasitaire, donnent naissance à un excès de produits excrémentitiels toxiques. Et c'est à ces déchets organiques, plutôt qu'aux micro-organismes eux-mêmes, qu'on attribue généralement, dans la doctrine actuelle, l'excitation des centres calorigènes, et, partant, le désordre thermique. Cette théorie qui attribue l'hyperthermie à une auto-intoxication est confirmée par ce que nous savons de l'action de certains poisons. MM. Voisin et Liouville ont fait voir que les phénomènes généraux déterminés par le curare à doses relativement élevées sont, vues d'ensemble : la fièvre avec tous ses caractères. « Ils consistent en effet en trouble de la circulation, de la respiration, de la calorification, de la motilité, en hypersécrétion

et en symptômes intéressant les fonctionnements cérébral et visuel. Les malades sont pris d'un frisson initial
avec refroidissement, chair de poule, claquements de
dents, tressaillements, tremblements, petitesse et irré-
gularité du pouls, anxiété, respiration suspirieuse,
élévation de la température axillaire, soif considérable,
céphalalgie intense avec besoin profond de sommeil, etc.
La fièvre ainsi artificiellement provoquée, peut durer
plusieurs jours, et l'élévation de température qui la
caractérise peut atteindre 40°,5 » (Lereboullet, *loc. cit*).

L'hyperthermie peut également se montrer, par le
fait d'une auto-intoxication dans le cours de maladies non
infectieuses. La fièvre qui accompagne certains accidents
du diabète, celle de l'ictère grave secondaire par exemple,
s'explique par une action toxique des matériaux créés
dans l'organisme sur les centres qui président à la ther-
mogénèse.

Si l'on en juge d'après ce qui se passe dans l'urémie,
il existerait à côté de substances pyrétogènes d'autres
substances hypothermisantes. L'auto-intoxication liée à
l'insuffisance rénale, s'accompagne en effet rarement d'é-
lévation de la température, fréquemment au contraire de
son abaissement. Mais au lieu d'admettre deux espèces
de substances toxiques, les unes capables d'agir sur des
centres modérateurs encore hypothétiques, les autres
susceptibles d'exciter les centres calorigènes dont l'existence est démontrée ; on peut supposer que les mêmes
centres peuvent, suivant le degré de l'excitation dynamo-
génique, être inhibés ou incités. De même que l'excitation d'un centre psycho-moteur provoque, suivant son

intensité, la convulsion ou la paralysie, de même que les centres sensoriels commandent à la fois à l'hyperesthésie et à l'anesthésie, ainsi les mêmes centres thermogènes pourraient indifféremment, suivant l'expression de Cl. Bernard « faire le chaud et le froid dans l'organisme ».

Les considérations qui précèdent nous étaient nécessaires pour servir de base à la discussion pathogénique de la fièvre hystérique.

Ainsi donc, l'expérimentation et la clinique sont d'accord pour faire admettre l'existence de centres calorigènes. L'excitation directe de ces centres donne lieu à l'hyperthermie. Dans les maladies générales, dans les fièvres à proprement parler, l'hyperthermie ne dépend pas uniquement des combustions interstitielles, qui sont au contraire activées, réglées ou arrêtées par l'intervention nerveuse.

Des travaux récents de physiologie expérimentale sont venus préciser la localisation des centres thermogènes, et affirmer définitivement la réalité de leur existence. En 1884, M. Ch. Richet, dans un mémoire des Archives de physiologie a localisé ces centres aux parties antérieures des hémisphères cérébraux. Vers la même époque, dans les Archives de Pflüger, MM. Aronsohn et Sachs arrivaient à un résultat différent, et mettaient leur siège dans la région striée. La question a été reprise par M. Girard (de Genève) qui, par une série d'expériences très bien conduites, a abouti à des conclusions très analogues à celles de MM. Aronsohn et Sachs (Archives de physiologie, 1886, t. II). L'existence des centres calorigènes est maintenant hors de doute ; leur localisation probable est au niveau du corps strié.

Cherchons maintenant à appliquer ces données à la fièvre hystérique.

L'hystérie est une névrose essentiellement caractérisée par une hyperexcitabilité morbide de toutes les parties du système nerveux.

C'est une névrose motrice. Les convulsions, les contractures, les paralysies qui s'y montrent si communément sont attribuables à une modification des centres moteurs.

C'est une névrose sensitive et sensorielle. Elle s'accompagne d'hyperesthésies, d'anesthésies, de troubles de la vision, de l'ouïe, de l'odorat, du goût. Or, si l'étude des centres sensitifs est moins avancée que celle des localisations motrices, il est néanmoins certain que des régions spéciales du système nerveux ressortissent aux fonctions sensitivo-sensorielles. L'hystérie en détermine la dynamogénie.

C'est également une névrose vaso-motrice, une névrose sécrétoire, une névrose mentale ; et il nous faudrait plusieurs pages pour faire seulement l'énumération des désordres vasculaires, secrétoires et psychiques que l'on a rencontrés chez les hystériques. Or, à n'en pas douter, il existe dans le cerveau des zones intellectuelles, dans l'encéphale et dans la moelle des centres vaso-constricteurs, vaso-dilatateurs, sudoraux, etc.

Or, si chacun de ces centres peut se mettre à fonctionner d'une façon désordonnée, chez un sujet hystérique, soit isolément, soit conjointement avec d'autres régions nerveuses, pourquoi en serait-il autrement des centres thermogènes, dont l'existence est au moins aussi démontrée que celle des centres vaso-moteurs ou salivaires?

Nous arrivons ainsi à conclure que l'hystérie, névrose complexe portant sur tous les centres et sur toutes les fonctions de la vie de relation et de la vie organique, est aussi une *névrose thermogène*.

La fièvre hystérique cesse ainsi d'être un phénomène anormal dans l'histoire de cette maladie. Elle rentre dans le cadre des désordres ordinaires de l'hystérie. Elle correspond à l'activité fonctionnelle outrée de centres bien déterminés.

La fièvre hystérique, dans notre conception, est la forme thermogène de la maladie, comme le délire hystérique en est la forme mentale, comme la polyurie hystérique en est une forme sécrétoire, comme les attaques convulsives en constituent la forme motrice. Nous pourrions étendre cette comparaison à presque tous les symptômes de la grande névrose.

Avant la connaissance des centres calorigènes, on aurait pu être tenté de faire de la fièvre hystérique une forme vaso-motrice de la névrose. Tous les médecins avaient en l'esprit la fameuse expérience de Claude Bernard sur la section du sympathique au cou, et l'exagération de calorification qui en est la conséquence. La faradisation du tympanico-lingual, et l'élévation de la température locale de la glande sous-maxillaire qui en résulte, renforçait encore la portée de la précédente expérience. Mais il y a déjà longtemps que Vulpian a montré que l'hyperthermie ne résulte, dans ces expériences, ni de l'excitation des vaso-dilatateurs ni de la paralysie des fibres vaso-constrictives.

Luchsinger, Kendall, Ostrumow, Vulpian ont précédemment renversé la théorie vaso-dilatatrice de la sécrétion sudorale, et démontré que les centres sudoraux avaient leur individualité propre, et étaient bien distincts des centres vaso-moteurs.

La même séparation est effectuée aujourd'hui pour les centres thermogènes. Ils sont indépendants des centres vaso-moteurs.

Nous ignorons encore s'il existe des fibres thermiques analogues aux fibres excito-sudorales. S'il y en a, il est probable que, comme les filets sudoraux, elles suivent en grande partie la voie du sympathique. Mais personne ne peut soutenir aujourd'hui que le système calorigène se superpose à l'appareil vaso-moteur.

Tout ce que nous venons de dire se rapporte exclusivement à la pathogénie de la fièvre hystérique. Mais il nous semble qu'il y a lieu de s'occuper aussi de l'*étiologie* de cet accident, c'est-à-dire de l'étude des causes accessoires qui peuvent motiver son apparition.

Comme tous les désordres hystériques, l'hyperthermie paraît plus fréquente chez la femme. Nous ferons remarquer cependant que nos deux observations inédites ont trait à des hommes. Comme toutes les autres manifestations hystériques, également, elle peut se montrer dans deux conditions: ou bien primitivement, sans cause occasionnelle appréciable, ou bien secondairement.

Dans ce dernier cas, elle exprime simplement une

réaction outrée du système nerveux vis-à-vis d'une cause pathologique banale. C'est ainsi que dans une observation de Macé, une pseudo-méningite hystérique fébrile était apparue à l'occasion d'une vaginite.

Briand, et avant lui Vérette, considèrent les troubles de la menstruation comme la condition la plus fréquente de la fièvre à forme typhoïde.

Nous croyons aussi que les affections gastro-intestinales peuvent jouer un rôle occasionnel important, et que Beau avait entrevu une partie de la vérité en rapportant les accès fébriles à la dyspepsie.

A ce propos, nous devons dire quelques mots d'une théorie assez originale qui a été proposée par des auteurs anglais. Il s'agissait, il est vrai, non de la fièvre hystérique, mais de la fièvre chlorotique, autre variété de la « fièvre nerveuse ».

Au mois de novembre 1887, à la Société de médecine de Londres, sir Andrew Clarke a attiré l'attention sur la constipation opiniâtre des chlorotiques. Dans son idée, cette constipation est l'origine de tous les désordres nerveux de la chlorose, et, à la même Société, Burney Yeo n'hésitait pas à attribuer les accès fébriles de la chlorose à une auto-intoxication d'origine intestinale. Cette interprétation trouverait à la rigueur à s'appliquer à la fièvre hystérique. Chez les hystériques, en effet, la constipation est un phénomène tout aussi commun que chez les chlorotiques. Le malade que nous avons personnellement observé avait une accumulation de matières durcies dans l'S iliaque du côlon. Il est possible, en effet, que la constipation puisse être la cause occasionnelle de la réaction nerveuse thermogénétique. Mais il nous paraît difficile de croire qu'elle se produise par le procédé de l'auto-intoxication.

On sait quel rôle joue le *traumatisme* pour provoquer l'apparition des accidents hystériques. Depuis les travaux de l'Ecole de la Salpêtrière sur cette question, elle a été complètement résumée dans les thèses récentes de Berbez et de Bataille. Nous n'y reviendrons pas. Nous nous contenterons de montrer ici par une observation, dont l'intérêt nous semble considérable, que le traumatisme chez un hystérique peut faire naître la fièvre, comme il détermine dans d'autres cas une contracture ou une paralysie.

Voici le fait dont nous parlons :

Observation VI (inédite).

Communiquée par M. FAURE, interne des Hôpitaux.

Phénomènes tétaniques et fièvre survenus chez un hystérique à l'occasion d'un traumatisme léger.

Le nommé R..., Boniface, âgé de 30 ans, journalier, entre le 27 juin 1887 à l'infirmerie de Bicêtre, salle Nélaton, n° 22, dans le service de M. Reclus, suppléé par M. G. Marchant.

Ce malade est apporté à l'hôpital sur un brancard à onze heures et demie du soir. Il se plaint d'avoir reçu vers huit heures, des coups de pied dans le ventre et dans les parties, et des coups de tête dans la poitrine. Il est resté ensuite deux heures étendu sur la terre humide.

A son arrivée, face anxieuse, injectée ; plaintes et gémissements incessants. Le ventre est gonflé, dur, surtout dans sa moitié inférieure. Les testicules sont douloureux. On n'observe cependant ni ecchymose, ni contusion; il y a cependant de légères éraflures sur le prépuce. On le couche.

Quelques instants après, perte de connaissance suivie de contracture ; arrêt de la respiration. On croit à une syncope (piqûre d'éther, flagellation, etc.); le malade revient rapidement à lui.

Les mêmes phénomènes se reproduisent quelques minutes après. Revenu à lui, le malade se plaint de douleurs dans les membres, dans le dos, dans le ventre, partout enfin. Puis, il est pris de nouvelles contractures, s'agite violemment, pousse des cris, et se met à uriner. Il rend ainsi environ un litre d'une urine très claire. Le ballonnement du ventre disparaît aussitôt. Le cathétérisme pratiqué immédiatement donne encore de l'urine claire. A partir de ce moment, et à plusieurs reprises pendant près d'une demi-heure, le malade est en proie à des attaques convulsives avec contraction généralisée. Les dents sont serrées, grinçantes ; les masséters sont fortement contractés. Par instants les muscles de la face se contractent à leur tour, et le visage du malade prend le masque du rire sardonique.

Contracture de la nuque ; opisthotonos ; la tête et les pieds du malade touchent seuls le lit, contracture des muscles du thorax ; arrêts de la respiration pendant quinze, vingt secondes et même davantage ; ventre dur et tendu ; quelquefois le malade se courbe en avant.

Il y a par moments des secousses brusques des bras, des jambes et de tout le corps. Quatre personnes ont peine à tenir le malade. Les bras se contracturent en flexion le plus souvent.

A un certain moment, le malade étendant les bras, levant la tête et tournant légèrement les yeux prend une attitude extatique.

Quelqu'un prononce dès lors le mot d'hystérie, mais on n'adopte pas encore cette idée. Le malade a de fréquents intervalles de calme, pendant lesquels il se rend à moitié compte de sa situation, demande où il est, cherche le médecin, fait parfois des gestes étranges.

Il se plaint de douleurs vives dans tous les membres, et surtout dans la nuque et les mâchoires : « Je souffre dur ! » dit-il. Il accuse aussi une sensation de froid.

En présence de tous ces symptômes, on songe à l'hystérie et au delirium tremens ; mais à cause des douleurs très vives du malade, des convulsions tétaniques, du trismus, et de ce fait que le malade est resté pendant deux heures exposé au froid on incline vers l'idée du tétanos, et on administra au malade 8 grammes de chloral.

Il a encore quelques attaques de contracture et s'endort. Température 36°,2. Pouls 78.

Rien pendant la nuit, à part quelques mouvements saccadés et de légères interruptions de la respiration.

Le matin 39° ; grande fatigue, douleur dans les jambes, immobilité absolue. Le malade remue à peine les yeux, se plaint d'une grande douleur au niveau de l'insertion des masséters.

Le soir, température 38°.

On pratique le cathétérisme matin et soir.

29 juin. Le malade va de mieux en mieux, sa douleur dans la mâchoire diminue et il ouvre mieux la bouche. Il commence à uriner ; il urine seul.

En l'interrogeant, on apprend qu'il a été soigné pour des attaques ; celles-ci ont débuté en 1878, et revenaient à peu près tous les mois. Il a été mis au bromure jusqu'en 1886 ; en décembre 1883 ses attaques ont cessé et n'ont plus reparu depuis. Pendant ces attaques, il tombait brusquement sans cri initial, et présentait de grands mouvements. Pas d'écume aux lèvres, pas de morsure de la langue ; il n'urinait jamais involontairement et ne se faisait pas mal en tombant. L'attaque qui durait environ une minute, au dire de sa femme, était suivie de sommeil et de perte du souvenir.

Le malade présente divers stigmates d'hystérie. Rétrécissement du champ visuel des deux côtés ; ouïe fortement diminuée à droite ; goût et odorat presque abolis du côté droit ; anesthésie bucco-pharyngienne.

Pendant les jours suivants, la température revient à la normale et l'état s'améliore de plus en plus.

Il sort guéri le 13 juillet.

Nous l'avons revu le 18 août. Depuis sa sortie de l'hôpital il a eu de nombreuses attaques.

A propos de l'observation qu'on vient de lire, nous pourrions discuter le mécanisme de l'auto-suggestion, tel que M. le professeur Charcot l'a indiqué pour les paralysies psychiques ou hystéro-traumatiques.

Nous n'avons pas été assez heureux pour produire des hyperthermies par simple suggestion chez les hystériques. Mais M. Debove, rapporte qu'il est arrivé par ce moyen à obtenir une élévation de température de un degré et demi.

A côté de la suggestion, il nous faut signaler ici les impressions morales, les chagrins, la colère, et toutes les causes psychiques banales qui conditionnent habituellement l'apparition de toute manifestation hystérique.

Dans certains cas, et c'est alors surtout qu'on peut employer la dénomination de fièvre hystérique primitive, toute cause provocatrice, si minime qu'elle soit, passe inaperçue. Mais il est probable qu'une telle cause existe néanmoins. Car il est difficile d'admettre qu'un centre nerveux, quelle que soit son exquise excitabilité, puisse entrer en jeu d'une manière absolument spontanée.

Dans l'étude rapide que nous avons faite de l'hystérie fébrile, nous nous en sommes tenu aux faits où il

C.

4.

existait de l'hyperthermie véritable, c'est-à-dire une aug-
mentation de la température centrale. De parti pris
nous avons laissé de côté tout ce qui a trait à la simple
tachycardie hystérique. Nous avons également négligé
les faits dans lesquels il y avait simplement élévation de
la température périphérique, comme on l'observe si
fréquemment, dans une affection voisine de l'hystérie,
la maladie de Graves. Mais nous sommes forcé de parler ici, pour leur singularité, des cas dans lesquels, chez
un même individu, les températures locales se déplaçaient,
l'hyperthermie siégeant tantôt d'un côté, tantôt de l'autre.

Voici une observation assez curieuse présentée à la
Société de chirurgie de Londres :

OBSERVATION V

CLEMOW, *Société clinique de Londres*, 25 novembre 1887.

Hyperpyrexie hystérique chez une blanchisseuse de 23 ans.

Lors de son entrée à l'infirmerie royale d'Édimbourg le
22 octobre 1883, la malade se plaignait de vertiges et de douleurs dans le côté gauche; les jambes étaient couvertes de
purpura. *Le 29 novembre à la suite d'une frayeur* on nota chez
cette jeune femme une température de 42° centigrades et pendant la nuit suivante le thermomètre atteignit 44° pour des-
cendre au bout de quelques heures à 37°.

Le 30 novembre, le thermomètre marquait à midi 43°,5; à
quatre heures de l'après-midi on trouvait 42°,5 *dans l'aisselle
droite et 38° dans la gauche.* A minuit, 37° à droite, 42°,5 à
gauche.

Pendant les quatre premiers jours de décembre on nota des

températures très élevées, tantôt à droite, tantôt à gauche.

Le 30 novembre, la malade avait eu une attaque tétaniforme. Le 1er décembre après une crise de vomissements et de céphalalgie, on observa des mouvements rapides des paupières, du strabisme convergent et une réaction défectueuse de la pupille droite. La compression du sommet de la tête était douloureuse et produisait des spasmes pseudo-tétaniques pendant lesquels le cœur battait très rapidement, pendant que le pouls devenait presque imperceptible.

Le 4 décembre, la différence de température entre les deux côtés du corps était perceptible avec la main. Du 4 au 13, la malade reste plongée dans un profond sommeil interrompu par des accès de délire violent. On nota à ce moment une absence complète des réflexes profonds et superficiels, de l'anesthésie cutanée, de l'incontinence d'urine. La compression de la partie gauche de l'abdomen était suivie d'une attaque convulsive. Le 3 janvier la température baissa en quelques minutes de 43° à 37°.

A partir de ce moment l'état de la malade s'améliora graduellement et le 1er avril elle quitta l'hôpital.

L'auteur prétend s'être mis en garde contre toutes les causes d'erreur et de supercherie ; mais, malgré cette affirmation, le fait nous avait paru si extraordinaire que nous l'aurions passé sous silence, si dans l'observation de M. Barié nous n'avions fait une remarque analogue. Nous constatons en effet qu'à un certain moment, la température rectale ne concorde pas avec la température axillaire, et que, à l'inverse de ce qui se passe habituellement, la température rectale est inférieure à celle de l'aisselle de plus de deux degrés.

Remarquons toutefois que Clemow, dans son observation, ne note pas l'état de la température centrale.

CONCLUSIONS

I. — La réalité de la *fièvre hystérique* est aujourd'hui indiscutable.

II. — Cet état varie dans sa physionomie clinique, dans sa durée, et par les phénomènes qui l'accompagnent ; d'où la distinction possible des types cliniques suivants :

 1° Forme lente ;
 2° Forme intermittente ;
 3° Forme courte :

  A. à type typhoïde ;
  B. à type pseudo-méningitique ;
  C. à type franc.

III. — Les caractères communs à ces différentes formes sont leur bénignité constante, et l'absence de troubles de la nutrition.

IV. — La cause première de la fièvre hystérique paraît résider dans une excitabilité anormale des centres calorigènes. Il y aurait lieu d'admettre une *forme thermogène* de l'hystérie, comme on admet une forme convulsive, une forme vaso-motrice, etc.

V. — Quelquefois on ne trouve pas la cause occasionnelle (*fièvre hystérique primitive.*) Le plus souvent, un état pathologique banal, un traumatisme, une impression morale, la suggestion, provoque la réaction nerveuse (*fièvre hystérique secondaire*).

INDEX BIBLIOGRAPHIQUE

Aronsohn et Sachs. — Pflüger's Archiv, XXXVII.

Axenfeld et Huchard. — *Traité des névroses*, p. 1042.

Barié. — Bulletins de la Société médicale des hôpitaux, 23 avril 1886.

Beau. — Bulletins de l'Académie de médecine, t. XXIV, 1859, p. 681.

Bernutz. — Nouveau Dict. de méd. et de chir. prat. Art. Hystérie.

Bertholle. — Bulletins de la Société médico-chirurgicale de Paris, 1863, p. 85.

Boissard. — *Phénomènes pseudo-méningitiques dans l'hystérie*. France médicale, 15 février 1883.

Bouchut. — *De l'état nerveux aigu et chronique, ou nervosisme*, Paris, 1860.

Briand. — *De la fièvre hystérique*, Th. Paris, 1877.
— *Fièvre hystérique*, Gaz. hebdomadaire, 1884.

Briquet. — *Traité clinique et thérapeutique de l'hystérie*, 1859.

Burney Yeo. — Société de médecine de Londres, novembre 1887.

Chantemesse. — *Étude sur la méningite tuberculeuse de l'adulte*. Th., Paris, 1884.

Dalché. — *Accidents hystériques à forme pseudo-méningitique*, Gazette médicale de Paris, 17 janvier 1885.

Debove. — *De la fièvre hystérique*, Soc. méd. des hôpitaux, 25 février 1885 et 23 avril 1886.

Gagey. — *Des accidents fébriles que l'on remarque chez les hystériques*, Th., Paris, 1869.

Girard. — *Contribution à l'étude de l'influence du cerveau sur la chaleur animale et sur la fièvre*, Arch. de physiologie, 1886, p. 282.

Graves. — Cliniques, traduction de Jaccoud.

Grisolle. — Traité de pathologie interne.

Hale White. — *Fièvre hystérique*, The Lancet, 26 fév. 1886.

Jaccoud. — *Sur un cas de chlorose fébrile*, Cliniques de la Pitié, 1885.

Landouzy. — *Traité de l'hystérie*, 1846.

Leclerc. — Thèse de Lyon, 1884.

Legrand du Saulle. — *Les hystériques*.

Lereboullet. — Art. *Fièvre*, du Dict. encycl. des sc. méd.

Mollière (H.). — *De la mort subite pendant la crise hystérique.* Lyon médical, 20 octobre 1883.

H. Pinard. — *De la pseudo-fièvre hystérique.* Th., Paris, 1883.

Pomme. — *Traité des affections vaporeuses des deux sexes.* Paris, 1803.

Repère. — *Des manifestations hystériques simulant le rhumatisme cérébral.* Th., Paris, 1881.

Richet (Ch.). — Archives de physiologie, 1884.

Ricoux. — Gaz. hebdomadaire, 1878.

Reynaud. — *Note sur un cas de pseudo-méningite hystérique, simulant la méningite tuberculeuse.* Loire médicale, 1886.

Vérette. — *De l'hystérie aiguë, conséquence de l'arrêt subit de la menstruation.* Th., Paris, 1875.

IMPRIMERIE LEMALE ET Cⁱᵉ, HAVRE

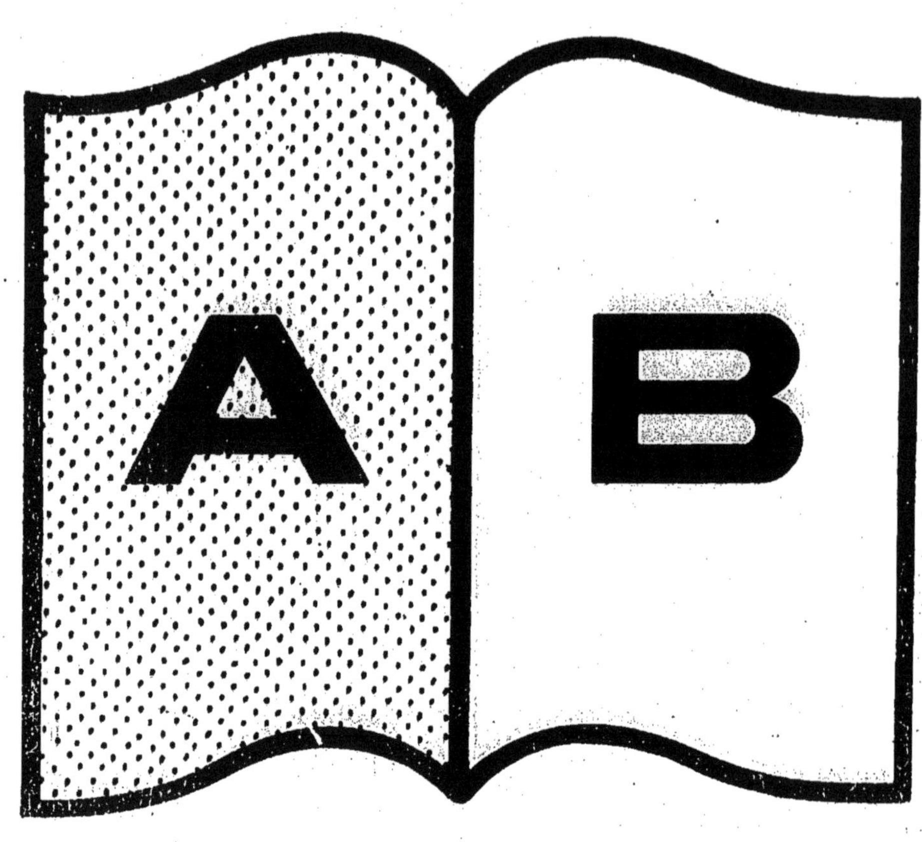

Contraste insuffisant

NF Z 43-120-14